AF318550

OBSERVATIONS

CLINIQUE DES MALADIES DES FEMMES

DE LA FACULTÉ DE MÉDECINE DE LYON

OBSERVATIONS

RECUEILLIES A LA

CLINIQUE DES MALADIES DES FEMMES

DE LA FACULTÉ DE MÉDECINE DE LYON

Pendant le semestre d'été 1881 (service de M. Laroyenne)

Parmi les nombreuses observations que fournit le service de gynécologie, à l'hospice de la Charité, nous avons eu l'occasion d'en réunir un certain nombre présentant un intérêt tout particulier. Les malades qui en font le sujet ont été étudiées dans le courant du semestre d'été 1881, sous la direction et le contrôle de notre maître M. le professeur Laroyenne; aussi, en raison de leur importance, avons-nous cru devoir publier ces observations, en insistant particulièrement sur certains points qui feront l'objet de quelques réflexions.

Obs. I. — *Kyste de l'ovaire.— Rupture spontanée du kyste et péritonite consécutive. — Ovariotomie en pleine péritonite aiguë. — Guérison.*

Marie M..., couturière, 49 ans, demeurant à Lyon, entre le 20 septembre 1881 à l'hospice de la Charité, salle Sainte-Thérèse, n° 2.

Réglée à dix ans, toujours normalement. A eu la fièvre typhoïde à vingt ans.

Six accouchements antérieurs et une fausse couche d'un mois et demi, il y a huit ans. Le premier accouchement eut lieu à l'âge de dix-huit ans, le dernier il y a douze ans. Tous les accouchements furent normaux; mais le quatrième et le sixième se compliquèrent de fièvre puerpérale.

Les règles ont toujours été normales jusque il y a trois mois, époque depuis laquelle elle ne les a plus vues.

Il y a un an, la malade s'est aperçue que son ventre grossissait, pas plus à droite qu'à gauche; du jour où elle a fait cette remarque, son ventre a augmenté si rapidement de volume, qu'en huit jours il a acquis tout le développement qu'il présente au moment de l'entrée de la malade à l'hôpital; depuis, il est toujours resté stationnaire.

Depuis dix-huit mois environ, la malade ressent de temps à autre des douleurs de ventre, qui ont toujours été en augmentant d'intensité et de fréquence ; ces douleurs sont beaucoup plus vives et presque constantes depuis trois mois; il y a huit jours surtout elles ont acquis une acuité considérable, empêchant le sommeil et tout repos.

Au moment de l'entrée de la malade, voici ce que l'on constate : ventre très-volumineux, arrondi, présentant une circonférence ombilicale de 120 centimètres et tous les signes classiques du kyste ovarien, sauf la fluctuation et la sensation de flot qui ne se perçoivent pas bien nettement.

État général médiocre, perte des forces et de l'appétit, amaigrissement assez notable. Miction difficile et fréquente, ne se faisant que goutte à goutte, selles normales ; leucorrhée constante depuis deux ans. Tousse depuis une dizaine de jours.

Le 21 septembre, lendemain de l'entrée de la malade, M. Laroyenne fait une ponction à gauche; il retire un demi-litre d'un liquide filant et visqueux, blanc, clair et transparent; la quantité qu'on en peut retirer est minime, car sa viscosité le laisse passer difficilement dans le mince trocart qui a servi pour faire la ponction.

22 septembre. N'a pu dormir, les douleurs abdominales sont toujours très-vives, mais pas plus fortes cependant qu'avant la ponction. Léger mouvement fébrile. Temp. vag., 38°,2. Pas d'appétit. Pas de nausées ni de vomissements.

23 septembre. Même état qu'hier, pas de vomissements.

24 septembre. L'opération est décidée et faite immédiatement, alors que la malade avait 38° de temp. vag. M. Laroyenne s'entoure auparavant de toutes les précautions antiseptiques usitées en pareil cas. Anesthésie à l'éther. Incision couche par couche des parois de l'abdomen. Aussitôt le péritoine ouvert, il s'échappe de la cavité abdominale une grande quantité de liquide filant de même nature que celui de la ponction; on constate alors que ce liquide provient du kyste qui s'est rompu spontanément dans la cavité abdominale.

L'ouverture de la paroi kystique, par où s'échappe à flots le liquide qui y est contenu, est large, irrégulière, et située à la partie supérieure de la tumeur, au niveau du creux épigastrique; l'orifice de la ponction se retrouve à un tout autre endroit. La quantité de liquide qui s'échappe, soit de la cavité abdominale, soit du kyste, peut être évaluée à 5 ou 6 litres. Le kyste sort ensuite de lui-même, par suite des efforts que fait la malade pour vomir; il se présente sous la forme d'une masse charnue assez consistante, du volume d'une tête d'adulte; c'est sur la paroi interne du kyste, assez friable, qu'on trouve implantées une grande quantité de masses charnues. On pince le pédicule de la tumeur et on y fait une double ligature très-serrée, au moyen d'un fil de soie ciré.

Depuis l'issue de la masse kystique jusqu'à la fin de l'opération, des anses intestinales sortent à chaque instant, et on a toutes les peines du monde à les retenir dans la cavité abdominale, à cause des efforts incessants que fait la malade pour vomir. Toutes ces anses intestinales qu'on découvre présentent les signes d'une *péritonite aiguë*. Elles sont injectées, très-rouges et parsemées de granulations. Le reste du liquide kystique, occupant le bas-fond péritonéal qui recouvre l'utérus et la vessie, finit par sortir mélangé à une grande quantité de grumeaux albumineux et de liquide blanchâtre caractéristique de la péritonite. Le doigt, introduit dans la cavité abdominale, sent que le péritoine recouvrant les organes pelviens est induré, épaissi, granuleux.

Par la pression on fait sortir tous les liquides ; puis on introduit successivement une grande quantité d'éponges fines attachées à un fil par lequel on les retire, jusqu'à ce que l'éponge sorte propre. A ce propos, M. Laroyenne nous faisait remarquer combien l'éponge était brillante à sa sortie de l'abdomen, et il insistait particulièrement sur ce point, que la toilette du péritoine ne pouvait être complète, et qu'on ne devait s'arrêter que lorsque l'éponge sortirait dépourvue de tout reflet brillant. De cette façon, il arrive à laver complètement la cavité péritonéale en haut, et surtout en bas, et à la débarrasser complètement de ses produits inflammatoires. Puis, au moyen d'un gros trocart courbe introduit dans la cavité pelvienne, M. Laroyenne fait deux ouvertures dans le cul-de-sac postérieur du vagin, ouvertures par lesquelles il fait passer un gros drain de 8 millimètres de diamètre, dont la partie moyenne se trouve à cheval dans la cavité péritonéale, et les deux extrémités passent par la vulve à travers le vagin.

Le pédicule étant laissé libre dans la cavité, on obture complètement la plaie abdominale, d'abord par une suture enchevillée (sondes en cire) pour le péritoine, ensuite par de nombreux points de suture en catgut pour la peau. Pansement de Lister et linge phéniqué à la vulve.

Le soir : La malade va bien et ne ressent que de légers tiraillements dans le ventre. Langue bonne. La température est montée à 38°,8. On fait un tiers de seringue d'injection morphinée 0,60/30° pour le repos absolu de l'intestin.

25 septembre. Ne se plaint plus d'aucune douleur. La température est redescendue ce matin à 37°,8. Respiration facile. Ne souffre absolument que quand elle tousse. Pas de nausées ni de vomissements.

26 septembre. Même état, ne se plaint pas du tout du ventre. Depuis l'opération, il s'écoule par le drain une petite quantité de grumeaux albumineux, et un peu de sérosité épaisse et blanchâtre.

27 septembre. A partir d'aujourd'hui, on nourrit la malade avec du bouillon américain.

1ᵉʳ octobre. La température est montée hier soir à 39°, et s'est maintenue ce matin au même degré. A passé une mauvaise nuit, souffrant beaucoup du ventre sous l'influence de la toux qui a augmenté.

Devant ces symptômes, M. Laroyenne se décide à enlever le drain, par lequel d'ailleurs il ne sort presque plus rien. Il fait au préalable une irrigation phéniquée du vagin pour nettoyer la partie du drain qui doit repasser par la cavité péritonéale. Nouveau lavage phéniqué après l'ablation du drain. On enlève de même les deux sondes formant la suture enchevillée. Réunion complète par première intention. La malade se trouve immédiatement soulagée.

Le soir, la malade va beaucoup mieux, les accès de toux ne font plus aussi mal au ventre.

2 octobre. Va bien. Langue bonne. La température est redescendue à 38°,2. La malade n'est pas allée du ventre depuis l'opération ; on lui fait prendre un lavement avec 30 gr. de sulfate de soude.

3 octobre. Diarrhée abondante amenée par la purgation ; sous son influence, la température est remontée hier soir à 39°,3. Irrigation phéniquée du vagin : l'eau ressort à peu près pure.

5 octobre. Va tout à fait bien. Plus de pansement, la plaie abdominale étant complètement cicatrisée par première intention. Mange beaucoup.

8 octobre. Sort complètement guérie.

Cette observation, intéressante à tous les points de vue, présente plus d'un utile enseignement, tant à cause du diagnostic de la rupture du kyste qu'à cause des indications opératoires et du succès qu'on peut retirer de l'ovariotomie, même dans les cas de péritonite.

A propos du diagnostic, nous voulons simplement faire ressortir combien est parfois difficile le diagnostic de rupture d'un kyste. Dans ce cas, en effet, la complication ne s'est pas annoncée par ces signes caractéristiques qu'a décrits Nepveu, dans les *Annales de gynécologie* de 1875 : la malade n'a pas éprouvé cette sensation bizarre et particulière survenant d'une manière subite, et revêtant de suite le caractère d'une douleur excessivement intense ; ici, au contraire, les douleurs ont été en augmentant peu à peu, à tel point qu'on ne saurait préciser le moment où cet accident a eu lieu ; quoi qu'il en soit, la déchirure des parois kystiques a d'abord dû être très-petite et s'agrandir peu à peu, soit sous l'influence des efforts de la malade, soit aussi peut-être par suite de la ponction faite avec l'aspirateur Potain ; sans cela, on ne pourrait s'expliquer le défaut, non-seulement de la douleur subite et aiguë qu'on rencontre en pareil cas, mais encore l'absence d'une péritonite suraiguë ayant entraîné rapidement la mort de notre malade. Nous ferons remarquer, en outre, que le diagnostic de cette rupture était d'autant plus difficile à faire que la plupart des signes de la péritonite consécutive manquaient absolument : nous n'avions ici, en effet, ni nausées, ni vomissements, ni facies grippé, mais seulement une fièvre modérée et une gêne respiratoire qu'on pouvait parfaitement attribuer au volume exagéré de la tumeur. On voit donc combien parfois la rupture d'un kyste peut passer inaperçue, et comme aussi la péritonite, même aiguë, peut revêtir une forme insidieuse, peu en rapport avec les lésions anatomo-pathologiques de cette séreuse.

A propos des indications opératoires. — Les cas d'ovariotomie faite après rupture de kyste ne sont relativement pas rares. Spencer Wells est le seul qui ait cité de pareils faits ; dans son traité : *Diseases of the ovaries*, 1872, il avance que, sur ses 300 dernières ovariotomies, il a rencontré 24 fois la rupture du kyste ; 5 de ses malades seulement ont succombé. Mais, parmi toutes les observations de S. Wells, nous n'avons trouvé qu'*un seul cas* d'ovariotomie faite en pleine péritonite aiguë ; cette observation fut publiée dans *The Lancet* du 18 septembre 1869 et reproduite dans le

Lyon Médical de la même année ; il s'agissait d'une ovariotomie pratiquée avec succès au quatrième mois de la grossesse, après la rupture du kyste et péritonite. D'après la douleur subite ressentie par la malade, l'élévation de la température et la fièvre, on faisait remonter la rupture à une quinzaine de jours avant l'opération ; la tumeur avec son contenu et le liquide qui l'entourait pesait 453 grammes ; il y avait une *injection générale du péritoine, mais pas de lymphe plastique récente.* Wells mit beaucoup de soin à ne laisser dans le péritoine aucun reste de liquide ovarique, en faisant sa toilette complète ; la guérison s'ensuivit.

C'est la seule observation de ce genre que nous ayons pu trouver dans les différents auteurs qui ont traité cette question, et encore peut-on voir combien les lésions anatomopathologiques sont moins avancées que dans le cas que nous avons cité.

Une question se présente maintenant tout naturellement, c'est celle de l'indication opératoire ; nous y insisterons d'autant plus que cette question a été vivement controversée, surtout en Angleterre.

Après la rupture d'un kyste, que convient-il de faire ? Blundel, Good Rigby, Crampton et Bright recommandent la ponction immédiate de l'abdomen ; d'autres gynécologistes conseillent l'expectation pure et simple ; enfin, Spencer Wells et Barnes se prononcent catégoriquement pour l'ovariotomie, « afin, disent-ils, d'éviter le choc prolongé et empêcher la péritonite ».

Nous ne serons pas si absolu dans nos conclusions, car il y a quelques réserves à faire au sujet de la nature du liquide. L'expérience a prouvé, en effet, que la gravité de cette complication est en rapport avec la nature du liquide épanché, et que le contenu de certains kystes a sur le péritoine des propriétés éminemment irritantes. Les liquides visqueux et filants sont, en particulier, très-funestes ; c'est une vieille remarque qu'ont faite depuis longtemps les ovariotomistes, car sur 7 cas cités par Carlo Secchi, Bright, Niemeyer, Menze, Spencer Wells et Spiegelberg, il y a eu 7 morts ; dans toutes ces observations, la mort a été prompte ; dans une, même, elle a été subite.

Il en a toujours été de même pour les kystes renfermant des liquides purulents, du sang un peu vieilli ou des corps étrangers (kystes dermoïdes) ; leur rupture a été chaque fois suivie d'accidents funestes.

Les kystes séreux seuls ont une innocuité relative, car leur rupture a parfois été suivie de résorption du liquide et guérison.

Cela nous autorise à conclure que, dans les cas de rupture d'un kyste, il faut d'abord se renseigner par une ponction sur la nature du liquide épanché ; celui-ci une fois reconnu, on ne sera autorisé à attendre que si l'on a affaire à un kyste séreux ; dans tous les autres cas, et surtout lorsqu'il s'agira d'un contenu visqueux, on devra opérer immédiatement, *même si la rupture date de plusieurs jours et a amené une péritonite aiguë*. Notre observation prouve non-seulement que la guérison peut être obtenue en pareil cas, mais encore que c'est le seul et unique moyen de guérir la péritonite. En agissant ainsi, on supprime la cause du mal et on débarrasse du même coup le péritoine de tous les produits inflammatoires qui l'encombrent et augmentent encore son processus irritatif.

Avant de terminer, nous ferons remarquer combien peu sont à craindre aujourd'hui les accidents de la péritonite, à la suite de l'ovariotomie. Depuis quelques années, et malgré le nombre de plus en plus fréquent de ces opérations, une telle complication est non-seulement devenue beaucoup plus rare, mais nous avons prouvé qu'un organe aussi délicat que le péritoine, déjà atteint d'une inflammation aiguë, peut impunément être malaxé pendant plusieurs minutes, subir un traumatisme aussi grave que l'ovariotomie, sans que la mort du sujet ne s'ensuive, sans même que la péritonite n'augmente d'intensité.

Pareille amélioration peut-elle être attribuée aux immenses progrès accomplis par la chirurgie antiseptique ? La plupart des opérateurs, qui actuellement se servent, dans les cas d'ovariotomie, du pansement listérien dans toute sa rigueur, répondent par l'affirmative, et mettent leurs nombreux succès sur le compte de la méthode antiseptique. Nous serions nous-même d'autant plus tenté de le croire, que cette immunité relative date du jour où ces moyens ont été introduits dans le domaine chirurgical, et qu'elle s'est accentuée de plus en plus, à mesure que la méthode se vulgarisait. Mais il y a à ce sujet une réserve à faire, et la question semble plus difficile à résoudre qu'on ne le croit. En effet, Lister lui-même, d'après une récente communication qu'il fit au congrès international de Londres, paraît beaucoup moins disposé à voir appliquer sa méthode dans l'ovariotomie que dans les autres opérations chirurgicales ; il démontra, par une série d'expériences qu'il avait faites sur le sérum et le coagulum sanguin, que sa méthode, si utile et nécessaire dans les grands traumatismes chirurgicaux, devenait, au contraire, inutile, voire même dangereuse dans les cas d'ovariotomie. Il attribue cette action nocive à l'irritation produite par l'acide phénique sur le péritoine, dont l'effusion

séreuse croît ainsi, tandis que l'absorption diminue propor-
tionnellement ; c'est sur cette sérosité épanchée en grande
quantité et reprise lentement que pourrait, d'après Lister,
se développer la putréfaction dans le cas où un agent septi-
que aurait pénétré dans la plaie, en dépit de la méthode phéniquée. La théorie est donc ici en désaccord avec la pratique, qui donne des succès nombreux et incontestables.
Quoi qu'il en soit, cela prouve combien le problème est com-
plexe, qu'on ne doit pas se hâter de tirer des conclusions
trop prématurées en faveur ou contre la méthode antiseptique dans l'ovariotomie, et que le dernier mot n'est pas encore dit à ce sujet.

Obs. II. — *Kyste de l'ovaire droit, très-volumineux. —
Opération. — Amputation de l'utérus et de ses annexes.
— Guérison.*

Marguerite L..., apprêteuse, 26 ans, demeurant à Tarare,
entre le 3 juillet 1881 dans le service de gynécologie, salle
Sainte-Thérèse, n° 10.

Réglée à 15 ans, toujours normalement. Pas d'antécédents
pathologiques. Accouchement normal, il y a quatre ans.
Quinze jours après cet accouchement, la malade se releva
bien portante ; mais à partir de ce moment-là, elle ressentit
continuellement des douleurs siégeant uniquement au côté
droit de l'abdomen et des lombes. Ces douleurs ont toujours
persisté depuis cette époque jusqu'actuellement, mais ne
sont restées localisées au côté droit que pendant un an.

Le ventre de la malade était revenu à son volume normal
aussitôt après l'accouchement ; il est resté dans cette situa-

tion pendant trois ans, mais depuis un an il a commencé à grossir, d'abord du côté droit, et son volume n'a fait alors qu'augmenter de plus en plus jusqu'à l'entrée de la malade à l'hôpital.

A ce moment, voici ce que l'on constate :

Ventre très-volumineux, tendu, un peu déjeté à gauche, allant en pointe en avant et en bas. La surface de l'abdomen n'est pas uniforme : on y constate trois saillies le partageant en trois lobes, l'un à droite, l'autre beaucoup plus étendu à gauche, et le troisième au-dessous de l'ombilic, à la partie moyenne. Ces trois lobes, d'une saillie peu accentuée, n'ont pas la même consistance à la palpation, celui de la partie moyenne étant plus mou, et ceux des parties latérales, surtout le droit, plus consistants. La main, appliquée à plat et pressant au-dessous et à gauche de l'ombilic, perçoit à ce niveau une sensation de crépitement, de bruit de neige très-caractéristique ; c'est à ce niveau seul que la malade accuse de la douleur à la palpation. Sensation de flot très-nette d'une extrémité à l'autre de la tumeur. Matité absolue partout, excepté tout à fait en bas dans la fosse iliaque gauche, immédiatement au-dessous du pli inguinal, où il y a de la sonorité constante provenant d'une hernie inguinale peu accusée. Ombilic peu effacé.

Rectocèle assez accentuée. Un peu de cystocèle. Les parois vaginales sont fortement accolées l'une à l'autre. On n'arrive pas à sentir le col par le toucher.

Les règles n'ont jamais cessé de paraître normalement à époque fixe.

Etat général médiocre ; a maigri beaucoup, pas d'appétit, soif vive et continuelle, perte des forces, marche pénible.

8 juillet. — Ponction faite à gauche de la tumeur. Issue

de trois litres et demi d'un liquide un peu épais, de couleur brun-jaunâtre, renfermant une grande quantité d'albumine se dissolvant dans l'acide acétique. Par cette ponction, le côté gauche seul du ventre s'affaisse ; dans tout le côté droit, où la saillie reste la même, on sent quatre ou cinq petites tumeurs formant des masses indurées, indépendantes l'une de l'autre, et ayant chacune le volume d'un œuf de pigeon environ.

23 juillet. — Opération. Anesthésie à l'éther. Après avoir incisé la paroi abdominale, on arrive sur une anse intestinale, derrière laquelle se trouve accolée et légèrement adhérente la paroi kystique. Celle-ci est ponctionnée, et il en sort une grande quantité du liquide déjà antérieurement sorti. On tire facilement sur la tumeur, qui ne présente pas d'adhérences avec les intestins, et est constituée par plusieurs masses plus ou moins volumineuses, plus ou moins consistantes. Le pédicule se trouve fortement adhérent au côté droit de l'utérus, ayant englobé dans sa masse toutes les annexes utérines de ce côté ; on est obligé, en outre, de déchirer quelques adhérences que la tumeur a contractées avec la face antérieure de l'utérus ; c'est ce qui décide M. Laroyenne à faire l'opération telle que la pratique Porro, après la section césarienne ; il passe donc le fil métallique du ligateur Cintrat au niveau de la partie moyenne du col, comprenant ainsi dans l'amputation la matrice et ses annexes. On laisse à demeure la moitié interne du ligateur, le pédicule étant fixé de cette manière à la partie inférieure de la plaie. Suture enchevillée avec deux bougies en cire pour l'adossement du péritoine, et sutures en catgut pour les lèvres de la peau. Pansement de Lister.

Le soir, soif vive, langue sèche, traits étirés.

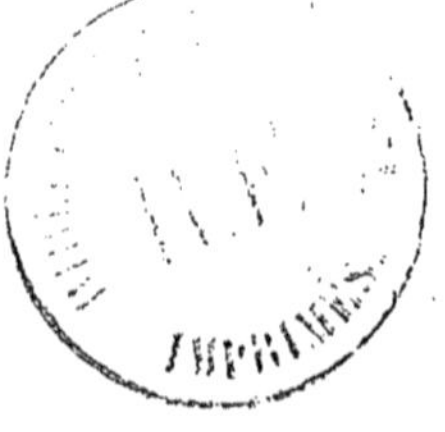

24 juillet. — Va assez bien. A eu pendant la nuit quelques coliques qui ont disparu, grâce à une injection de morphine, un tiers de seringue.

30 juillet. — On enlève la ligature et la suture enchevillée. La malade va tout à fait bien et mange beaucoup.

15 août. — La plaie est presque complètement cicatrisée, Il n'y a plus qu'un trou de la largeur d'une pièce de cinq francs, à la partie inférieure de l'incision, là où le ligateur est resté en demeure pendant huit jours.

26 août. — S'en va complètement guérie ; la plaie est cicatrisée. Par le toucher, on sent au fond du vagin un seul cul-de-sac, au milieu duquel on trouve deux froncements qui sont les vestiges des lèvres du col.

Trois mois après, la malade revient nous voir. Elle se porte très-bien et a engraissé, ce qui n'est pas étonnant et s'observe après toute castration. Le seul malaise qu'elle éprouve au moment où ses règles devraient venir, ce sont des bouffées de chaleur au visage, qui reviennent par moments et durent de deux à trois jours.

Cette observation prête à quelques réflexions que nous ne saurions passer sous silence.

Et d'abord, rappelons qu'en faisant la description des signes que présentait notre malade, nous avons signalé une sonorité constante et bien limitée au-dessus du pli inguinal gauche, sonorité qui provenait d'une hernie inguinale peu accusée. Sans vouloir insister davantage sur ce fait, nous ferons simplement remarquer que cette complication, qui est le fait du développement exagéré du ventre et de l'écartement de ses parois, pourrait prêter à une fausse interprétation ; M. Laroyenne, en effet, nous faisait observer, alors que nous examinions la malade, combien il était anormal, dans un kyste de l'ovaire, de trouver de la sonorité aussi en avant, alors qu'on ne devrait la rencontrer que dans les régions latérales de l'abdomen.

Nous avons dit aussi que, par le toucher, il nous avait été impossible de sentir le col. Ce fait est très-rare dans le kyste ovarien, et ne se rencontre que dans les cas de fibrome. Mais chez notre malade, il n'est pas étonnant qu'il en ait été ainsi, à cause de la position élevée de l'utérus, se trouvant fixé par des adhérences. Cette ascension de l'utérus a été, on peut le dire, une circonstance heureuse, car elle a permis après l'amputation de fixer le moignon dans la plaie abdominale, sans qu'il ne s'exerçât de tiraillement sur le pédicule.

En ce qui concerne l'opération elle-même, nous ferons remarquer que toutes les amputations de l'utérus et de ses annexes consignées jusqu'ici avaient été faites, soit comme complément de l'opération césarienne, soit dans certains cas de fibromes ou de cancers utérins. En effet, d'après un travail paru en juillet dernier dans les *Annales de gynécologie*, il résulte qu'à cette époque on citait 57 opérations césariennes effectuées d'après la méthode de Porro. Et il y a à peine cinq ans que le célèbre professeur de Pavie tentait cette audacieuse opération, qui n'avait jamais été pratiquée jusque-là ! On voit combien cette méthode trouva rapidement de hardis imitateurs, surtout en Italie, en Autriche, en France et en Allemagne ; on peut dire que c'est actuellement une opération courante, et qui est entrée tout à fait dans le domaine de la chirurgie obstétricale. Mais, en ce qui concerne la gynécologie, nous n'avons vu nulle part que la méthode de Porro ait été nécessitée dans le cours d'une ovariotomie, par suite des adhérences de la tumeur avec l'utérus.

Enfin, nous ferons remarquer en terminant que M. Laroyenne était autorisé et même forcé de recourir à une si grave opération ; cela se comprendra facilement, si l'on songe à tous les accidents de péritonite et d'hémorrhagie auxquels était exposée la malade, par suite de la déchirure des adhérences utérines.

Nous allons maintenant, dans un chapitre spécial, passer en revue quelques observations d'hématocèle qui, par leur importance, donneront matière à plus d'un sujet d'étude. Nous commencerons par l'exposé de trois observations d'hématocèle consécutive à un fibrome utérin, variété rare et non signalée par les auteurs.

Obs. III. — *Hématocèle consécutive à un fibrome utérin et survenant avec des symptômes subaigus. — Ponction de l'hématocèle.*

Jeanne R..., domestique, 52 ans, entre le 7 juin 1881 dans la salle Sainte-Marie, n° 2.

Réglée à 16 ans, toujours normalement. Jamais d'accouchement ni de grossesse antérieure.

Il y a cinq ans, sans aucune raison, cette malade a commencé à avoir des pertes abondantes, qui ont presque constamment persisté pendant deux ans et demi et se sont arrêtées spontanément. Depuis, les règles n'ont pas reparu du tout ; mais la malade a eu presque constamment des pertes blanches.

Il y a onze mois, début d'une rétention d'urine, qui a duré six mois ; le jour, la malade pouvait uriner seule, mais la nuit elle était obligée de se sonder. Cette rétention a cessé spontanément au bout de six mois.

Il y a cinq mois environ, depuis la disparition de cette rétention, la malade s'est aperçue d'une petite tumeur siégeant dans l'abdomen, pas plus à droite qu'à gauche ; en même temps, douleurs assez intenses, non persistantes, siégeant à droite de l'abdomen. La tumeur n'a fait qu'augmenter depuis son apparition, et les douleurs abdominales sont devenues beaucoup plus vives depuis trois semaines.

Au moment de l'entrée de la malade, on constate que son ventre a augmenté de volume ; on y remarque à la vue des bosselures, dont l'une plus considérable est située à gauche ; elle est séparée de deux autres petites bosselures par un sillon peu profond, mais bien apparent. Cette bosselure de gauche est due à la consistance du fibrome, tandis que les autres sont fluctuantes, dépressibles.

9 juin. — Ponction à droite, au niveau de la bosselure fluctuante ; on en retire environ deux litres d'un liquide hématique, couleur chocolat, visqueux, épais. La tumeur de droite seule s'affaisse alors, et l'on distingue plus nettement celle de gauche, qui en est séparée par un sillon profond et dépressible. Donc, les deux tumeurs sont indépendantes, et l'on diagnostique alors : hématocèle du côté droit, consécutive à un fibrome de l'utérus, ayant dévié cet organe à gauche. D'ailleurs, par le cathétérisme, on arrive alors à pénétrer dans l'utérus qu'on trouve tout à fait à gauche et en rétroflexion. Cathétérisme : 8 centimètres.

20 juin. — N'a plus souffert des reins ni du ventre depuis la ponction ; le côté droit du ventre est redevenu presqu'aussi volumineux qu'auparavant, mais il semble plus dur. Nouvelle ponction et issue de près d'un litre de liquide, de beau-

coup moins foncé que la première fois : il est rouge brique, couleur café un peu clair.

25 juin. — La malade sort, ne souffrant plus, et la tumeur ne s'étant pas reformée, là où on a fait la ponction.

Obs. IV. — *Hématocèle consécutive à un fibrome utérin, et survenant avec des symptômes subits et aigus.*

Catherine R..., lingère, 40 ans, entre le 12 mai 1881 dans la salle Sainte-Marie, n° 6.

Réglée à 13 ans. A 14 ans, fièvre typhoïde à la suite de laquelle il y eut arrêt des règles jusqu'à l'âge de 18 ans. Pas de grossesse, ni d'accouchement antérieur.

Depuis un an environ, les menstrues sont beaucoup plus abondantes, et durent de huit à dix jours.

En mars dernier, au moment des règles, la malade fit un travail pénible, se mit en transpiration et s'exposa ensuite à un courant d'air ; immédiatement les règles s'arrêtèrent, et elle fut prise subitement de violentes douleurs hypogastriques et lombaires ; le ventre devint en même temps le siége d'une tuméfaction assez notable ; quelques jours après, fièvre, frissons et nausées.

Ces symptômes s'amendèrent peu à peu, ne persistant qu'un mois. Les règles suivantes revinrent plus abondantes que de coutume, mais sans douleurs notables. En un mot, la malade se trouvait presque complètement rétablie, lorsque, il y a cinq jours, après un violent effort, elle fut subitement prise de douleurs très-vives dans le ventre ; en même temps reparaissait une tuméfaction considérable de l'abdomen.

Actuellement, la malade présente un ventre très-gros, douloureux à la pression. Dans le cul-de-sac postérieur, on sent une tumeur molle, fluctuante, douloureuse. Antéversion prononcée.

Cathétérisme utérin : 9 centimètres ; utérus dur, volumineux, très-perceptible au palper derrière et au-dessus de la symphyse pubienne. On diagnostique donc : fibrome utérin ayant amené une hématocèle.

21 juin. Sort, ne souffrant plus, et la tumeur liquide s'étant en partie résorbée par le repos et l'application de quelques vésicatoires.

Obs. V. — *Hématocèle consécutive à un fibrome utérin, et survenant subitement avec des symptômes aigus.*

Femme R..., 38 ans, tisseuse, entre le 13 mars 1881 dans la salle Sainte-Thérèse, n° 5.

Réglée à 18 ans, toujours normalement. Depuis un an, les règles sont plus abondantes, et durent de cinq à six jours.

Il y a trois semaines, sans cause appréciable, cette malade fut prise tout à coup, au moment de ses règles, de violentes douleurs dans le bas-ventre qui devint volumineux ; en même temps, vomissements biliaires, étourdissements et lypothymies.

Au moment de l'entrée de la malade, légère amélioration, mais ventre toujours gros et douloureux.

Utérus volumineux, dur, en antéversion, dépassant le pubis de trois travers de doigt. On sent une tumeur fluctuante et douloureuse dans les culs-de-sac postérieur et latéral droit. Par le palper abdominal, on sent à droite de l'utérus une tumeur molle et dont la fluctuation correspond à celle du cul-de-sac postérieur du vagin.

Cathétérisme de l'utérus : 9 centimètres.

Un peu de dyspnée et pâleur des téguments.

Cette malade ne put être suivie, car elle quitta le service peu de jours après y être entrée.

— Ces trois cas d'hématocèle consécutive à un fibrome utérin forment une variété d'hématocèle peu connue, puisque les auteurs ne parlent absolument pas de cette complication ; nous avons eu pourtant l'occasion de recueillir ces trois observations, non-seulement dans le même semestre, mais même presque à la même époque. Nous ne voulons cependant pas avancer par là que cet accident soit fréquent, et nous aimons mieux croire qu'il y a eu dans nos cas une pure coïncidence, une simple *série*, comme on en observe si souvent dans les services hospitaliers pour toute espèce d'affections.

Quoi qu'il en soit, nous n'avons vu nulle part signaler l'hématocèle comme pouvant compliquer un fibrome utérin. M. Poncet, qui fit dans sa thèse d'agrégation, en 1878, une étude complète et savante de l'hématocèle, cite comme causes de cette affection : l'exhalation sanguine aiguë du péritoine, la pelvipéritonite hémorrhagique, la rupture du plexus utéro-ovarien, le reflux du sang de l'utérus dans la trompe et le péritoine, l'hémorrhagie tubaire, les hémorrhagies de l'ovaire, enfin toutes les altérations de ce dernier organe. Mais il n'est absolument pas question du fibrome, et les différents auteurs classiques n'en parlent pas davantage.

Ceci dit, comment se produit la complication dont nous parlons, quelle en est la pathogénie ?

Si nous nous reportons aux trois observations citées plus haut, nous voyons que le tableau clinique diffère pour chacune, et qu'il y a des différences importantes à faire entre l'obs. III et celles qui sont représentées par les numéros IV et V. Dans la première, en effet, nous voyons un début peu net, latent en quelque sorte, et ne présentant pas les caractères de la soudaineté et de l'acuité qu'on observe habituellement dans l'hématocèle; de plus, on ne trouve chez elle comme étiologie aucun accident, aucun traumatisme qui ait été la cause occasionnelle de cette complication. Il n'en est pas de même pour les malades faisant le sujet des deux autres observations : chez elles nous notons des accidents brusques et intenses survenant au moment des règles et s'accompagnant de tous les signes d'une hémorrhagie interne abondante; l'une même de ces deux femmes a présenté successivement deux fois les mêmes symptômes, et chaque fois c'était à la suite d'efforts au moment des règles.

Cette différence essentielle avait amené M. Laroyenne à admettre deux variétés et à conclure que l'hématocèle compliquant un fibrome utérin pouvait se produire de deux façons différentes. Dans le premier cas, le néoplasme aurait par sa présence déterminé tout autour de lui de la péritonite, et, par suite, des fausses membranes; celles-ci, en s'organisant, deviennent vasculaires, et la rupture de ces vaisseaux de nouvelle formation se produit sous l'influence du plus petit traumatisme, constituant la variété d'hématocèle si bien décrite par Besnier sous le nom de pachypéritonite hémorrhagique. Dans la seconde forme, au contraire, la soudaineté et la gravité des accidents ont fait penser à M. Laroyenne qu'on pouvait bien avoir affaire là à une hémorrhagie se produisant à la surface du fibrome, par suite de la rupture d'un des nombreux vaisseaux qui sillonnent sa paroi externe. On sait, en effet, que si le tissu propre du fibrome est rarement très-vasculaire, son enveloppe l'est ordinairement beaucoup; « on y trouve, dit Barnes, un réseau principalement veineux, et qui laisse écouler beaucoup de sang au moment des règles. » Il est évident que cette phrase de Barnes ne se rapporte qu'à la surface externe des fibromes intra-utérins; quoi qu'il en soit, il est incontestable que d'une façon générale la surface des fibromes utérins est très-vasculaire; nous ajouterons même que ces vaisseaux sont parfois d'une friabilité excessive. M. Laroyenne nous rappelait à ce propos un petit accident qui lui était survenu pendant une de ses ovariotomies; il s'agissait d'un kyste compliqué de fibrome de l'utérus : le simple passage de la main sur la tumeur fibreuse avait amené la rupture d'un des vaisseaux de la surface et déterminé une hémorrhagie assez abondante. Cela prouve la facilité avec laquelle un fibrome peut se compliquer d'hématocèle sous l'influence d'un choc, d'un effort, et présenter ainsi les symptômes subits et aigus de l'hémorrhagie interne que nous avons signalés.

En résumé, nous dirons donc que l'hématocèle compliquant un fibrome utérin peut se produire de deux manières : 1° par pachypéritonite hémorrhagique; 2° par rupture d'un des vaisseaux de la surface du fibrome. A chacune de ces variétés correspond un tableau clinique spécial.

— Avant de terminer ce que nous avons à dire sur l'hématocèle, nous allons résumer brièvement deux observations qui donneront matière à plus d'une réflexion.

Obs. VI. — *Hématocèle consécutive à une pelvi-péritonite.*
Hystérie.

Rosalie C..., 25 ans, demoiselle de magasin, née à Bischwiller, entre le 24 juillet 1881 dans le service de gynécologie, salle Sainte-Thérèse, n° 10.

Deux accouchements antérieurs, l'un à 23 ans, l'autre il y a huit mois. Le premier accouchement se fit au huitième mois de la grossesse, les douleurs durèrent alors longtemps, et le fœtus vint mort-né. Le second accouchement se fit à la Maternité de la Charité, et nécessita l'application du forceps, la malade présentant un rétrécissement du bassin (7 centimètres) ; cette couche fut suivie d'une pelvi-péritonite assez grave.

Il y a deux mois et demi, perte abondante en dehors des règles ; cette métrorrhagie se répéta dans les mêmes conditions il y a quinze jours.

Il y a dix jours, au moment des règles, douleurs violentes du ventre et des reins, s'accompagnant de fièvre et de tuméfaction du ventre.

Au moment de l'entrée à l'hôpital, on constate dans le cul-de-sac postérieur une tumeur molle et douloureuse, qui est le siège d'une fluctuation assez nette.

La malade, étant dans le service, prit successivement, et chaque fois presque à la même heure du soir, cinq crises d'hystérie, avec perte de connaissance et contracture en croix; la malade nie en avoir jamais pris avant son entrée à l'hôpital.

Sort guérie, le 25 septembre ; on ne constate alors plus

qu'un peu d'induration non douloureuse dans le cul-de-sac postérieur.

Un mois après, la malade revint à la consultation, présentant une récidive due à un excès de travail au moment des règles. La tumeur molle, fluctuante et douloureuse occupait alors comme la première fois le cul-de-sac postérieur.

Obs. VII. — Hématocèle récidivant sous forme de
pachypéritonite hémorrhagique.

Emilie R..., 30 ans, sans profession, entre, le 2 mai 1881, dans la salle Sainte-Thérèse, n° 5.

Il y a onze ans, accouchement laborieux avec présentation du siége ; les suites de couches furent pourtant très-simples, et la malade se releva guérie au bout de trois semaines.

Il y a trois ans, au moment des règles et sans cause appréciable, douleurs subites et atroces dans le bas-ventre et les reins ; en même temps, tuméfaction de l'abdomen, et, quelques jours après, frissons et vomissements biliaires.

Cet état persista pendant un mois, au bout duquel la malade se rétablit, ne conservant plus que des douleurs de reins, qui reparaissent chaque fois au moment des règles.

Il y a quinze jours, sans cause connue, et en dehors des règles, la malade éprouvait les mêmes symptômes, mais beaucoup moins accentués que la première fois.

A la palpation, on constate une tuméfaction, un certain empâtement douloureux dans le bas-ventre. Dans les culs-de-sac postérieur et latéral droit, on sent une tumeur molle, pâteuse et très-douloureuse.

Ces deux observations d'hématocèle sont, comme on le voit, des types bien différents ; nous ne les avons citées que pour les mettre en regard l'une de l'autre et en faire saisir la nuance pathogénique.

La première est une variété bien nette de pachypéritonite hémorrhagique : nous voyons au début une pelvi-péritonite ayant amené des fausses membranes et consécutivement la déchirure des vaisseaux de nouvelle formation (théorie de Virchow, reprise ensuite par Besnier), cette déchirure produisant une hématocèle avec des symptômes subaigus.

Dans le second cas, le processus pathognomonique est bien différent : nous avons d'abord une hématocèle survenant brusquement au moment des règles, avec les symptômes violents et aigus de l'hémorrhagie interne ; puis, quelques jours après, nous notons de la fièvre avec des vomissements biliaires ; la guérison a lieu ; enfin, trois ans après, récidive d'hématocèle avec des signes beaucoup moins violents que la première fois.

Comment les choses se sont-elles passées en pareille circonstance ? Voici l'explication qu'en donne M. Laroyenne : l'hématocèle survenant la première fois a déterminé de la péritonite comme il s'en produit chaque fois pour enkyster le liquide sanguin ; les fausses membranes produites, au lieu de se résorber peu à peu, se sont organisées, et ces vaisseaux de nouvelle formation, en se rompant, ont déterminé non une véritable récidive d'hématocèle dans le sens propre du mot, mais bien les accidents de la pachypéritonite hémorrhagique.

Cette nuance est d'autant plus importante à noter qu'elle n'est signalée nulle part. M. Poncet parle longuement du mode de formation de la pachypéritonite ; mais il ne dit pas les différentes conditions dans lesquelles se produit la péritonite primitive ; il n'est donc aucunement question de l'hématocèle antérieure.

De plus, il est dit dans les traités spéciaux que l'hématocèle récidive rarement. M. Voisin n'en cite que trois cas de Denonvilliers, Huguier et Trousseau ; dans une des observations de M. Poncet, la récidive survint à plusieurs années d'intervalle chez une hémophile. Cette rareté existe, il est vrai, si l'on parle de la récidive pure et simple de l'hématocèle se reproduisant dans les mêmes conditions que la première fois ; mais il n'en est pas de même s'il s'agit de la récidive ayant lieu d'après la pathogénie que nous avons expliquée. En effet, sur 27 observations d'hématocèle que nous avons pu réunir dans le service de gynécologie, nous en avons trouvé 7 se rapportant à des femmes venues pour une récidive, et dont le tableau clinique était absolument semblable à celle qui fait le sujet de notre obs. VII. On voit que c'est une bonne moyenne, et que la pachypéritonite hémorrhagique déterminée par une hématocèle antérieure n'est pas très-rare.

En résumé, d'après M. Laroyenne, on peut admettre trois variétés cliniques bien tranchées d'hématocèles :

1º Celle qui se produit pour la première fois avec des symptômes subits et aigus d'anémie, de péritonite, etc., et reconnaissant pour origine les diverses causes qui ont été signalées par les auteurs : exhalation sanguine aiguë du péritoine, hémorrhagie tubaire, reflux du sang de l'utérus dans la trompe et le péritoine, grossesse extra-utérine, rupture du plexus utéro-ovarien, etc., etc.

Cette hématocèle peut se résorber complètement, et guérir sans laisser de traces de la péritonite consécutive.

2º Mais très-souvent il n'en est pas ainsi, et les fausses membranes de la péritonite s'organisent au lieu de se résorber ;

il peut alors arriver que les vaisseaux de nouvelle formation se déchirent sous l'influence d'un traumatisme, ou d'une augmentation de la tension vasculaire, et déterminent une pachypéritonite hémorrhagique, à répétition le plus souvent.

3° Une hématocèle est parfois la conséquence d'une pelvi-péritonite antérieure ayant laissé des néo-membranes dont les vaisseaux peuvent se rompre à un moment donné et déterminer une hémorrhagie, comme dans la seconde variété (théorie Virchow).

A ces trois groupes, nous pourrions en ajouter un quatrième, et y faire entrer les hématocèles consécutives à un fibrome utérin; mais nous avons vu que cette complication pouvait survenir de deux façons différentes : ou par rupture des vaisseaux superficiels de la tumeur, et alors elle se range naturellement dans la première catégorie, ou par péritonite ayant laissé des fausses membranes, et alors nous avons affaire à une pachypéritonite rentrant dans la troisième catégorie.

Avant de terminer, disons que, sur les 27 observations que nous avons recueillies, 11 se rapportaient à la première catégorie, 7 à la seconde, 5 à la troisième, et enfin 4 hématocèles avaient été déterminées par la présence d'un fibrome utérin.

Parmi quelques cas d'avortement compliqué de rétention du placenta, nous voulons citer une observation qui nous servira d'exemple et nous donnera l'occasion de développer la méthode de traitement suivie par M. Laroyenne, et de présenter l'appareil dont il se sert en pareil cas.

Obs. VIII. — *Avortement de 3 mois. — Hémorrhagies par rétention et putréfaction du placenta. — Lavages phéniqués intra-utérins au moyen de la sonde de M. Laroyenne. — Guérison rapide.*

Clotilde M..., ménagère, 40 ans, entre le 19 septembre 1881 dans la salle Sainte-Thérèse, n° 15.

Réglée à 17 ans, toujours normalement.

Trois accouchements antérieurs normaux : le premier il y a dix ans, le dernier il y a deux ans.

Cette femme était enceinte de trois mois lorsque, il y a dix jours, elle fit un violent effort pour porter une balle de linge qu'elle appuya contre son ventre. Elle ressentit de suite une violente douleur à l'abdomen. Ce n'est que trois jours après qu'elle eut une métrorrhagie abondante, accompagnée de fortes coliques et de vives douleurs dans les reins. Elle accoucha alors d'un fœtus ; mais, depuis, les douleurs et la métrorrhagie ont toujours persisté.

Actuellement, les coliques et les douleurs de reins sont très-intenses ; elles ressemblent absolument à celles de l'accouchement. Pertes rouges abondantes, avec issue de caillots et de débris putrides répandant une mauvaise odeur.

A l'entrée de la malade, le 19 au matin, on fait un lavage intra-utérin avec une solution d'eau phéniquée 4/100 ; on se sert pour cela de la sonde à double courant de M. Laroyenne ; cette sonde sert en même temps à râcler la cavité utérine pour en détacher le placenta dont les débris sortent facilement.

Le col est dilatable et dilaté à deux francs environ ; avant le lavage, on sentait le placenta au-dessus de l'orifice interne du col.

Le soir, la malade ne souffre plus du tout ; il est sorti depuis de nombreux caillots et quelques débris qui sont expulsés spontanément.

Le 20, il n'y a plus de douleurs, ni de fièvre ; les pertes se sont aussi arrêtées ; le col s'est un peu refermé.

Le 24, la malade sort complètement guérie, le col étant fermé.

— Cette observation n'est pas un fait isolé et rare ; nous avons pu en réunir une dizaine de semblables, se rapportant à des malades venues dans le service dans le courant de l'année, et guéries toutes rapidement par le même procédé. C'est ce mode de traitement, préconisé par M. Laroyenne, dont nous voulons dire quelques mots.

Tous les auteurs s'accordent à reconnaître qu'à la suite d'un avortement, la première indication est de s'assurer que l'arrière-faix en totalité a été expulsé. Tant qu'en effet des débris de membranes sont emprisonnés dans l'utérus, la femme est exposée à des risques sérieux, non-seulement par la persistance de l'hémorrhagie, mais aussi par l'infection purulente ou putride. Or, pour provoquer l'expulsion de ces débris, Levret a imaginé une pince à faux germe que M. Pajot a modifiée ; mais on a fait à ces pinces le juste reproche de ne pas rendre de grands services, car, ne trouvant pas une prise assez solide, elles glissent ou ne font que déchirer la masse, sans l'entraîner. Voilà pour la partie mécanique du traitement ; quant aux injections désinfectantes à l'acide phénique, les auteurs conseillent de n'y avoir recours que dans les cas où l'écoulement devient fétide, et où l'on constate la putridité des débris placentaires. Lorsque cela arrive, ils recommandent : ou la sonde ordinaire à double courant, ou celle de Stoltz dont l'extrémité est percée de nombreux trous en pomme d'arrosoir. Or, ces deux espèces de sonde présentent l'inconvénient de rendre difficile le retour du liquide en dehors ; de plus, le jet en pluie fine obtenu par la sonde de Stoltz n'a assurément pas une projection assez forte pour détacher les débris adhérents du placenta. Pénétré de l'inefficacité de ces instruments, M. Laroyenne fit construire une sonde spéciale à double courant, dont nous donnons le dessin ci-joint. Elle est en métal blanc argenté et présente une longueur de 26 centimètres, un diamètre de 7 millimètres, représentant le numéro 21 de la filière Charrière. Le trou de sortie du liquide injecté se continue en bas par une fente de 3 millimètres de large, creusée dans toute la largeur du conduit de retour ; cette fente a pour but d'assurer le retour facile du liquide et de l'empêcher de séjourner dans la cavité utérine.

Cet instrument n'est pas seulement destiné à mettre un liquide détersif en contact avec la muqueuse utérine, et à en assurer le retour au dehors, il a aussi pour but de remplacer avantageusement les pinces à faux germe et les tenettes usitées dans les cas de rétention placentaire, M. Laroyenne s'en sert, en effet, comme d'une curette mousse, en râclant avec elle les parois utérines pendant tout le temps que passe le liquide injecté. Les débris de l'arrière-faix sont ainsi facilement détachés, et par le fait du râclage et par le jet du liquide qui doit avoir une certaine force. C'est pour remplir cette dernière indication que M. Laroyenne donne à sa sonde un calibre déterminé, et qu'il ne se sert pour l'injection que de l'irrigateur Eguisier ; en outre, dans le même but, nous

Sonde de M. Laroyenne pour les lavages phéniqués intra-utérins, dans les cas d'avortement.

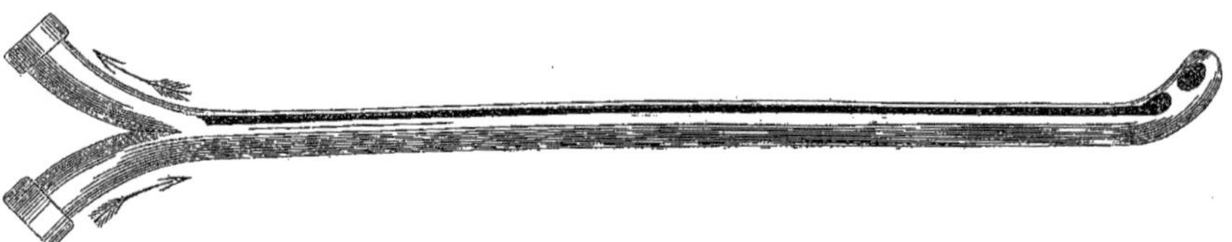

Coupe transversale

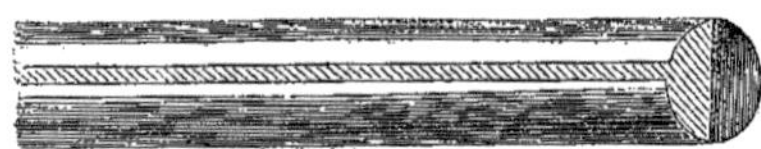

devons insister sur l'abondance du liquide injecté, dont souvent deux ou trois litres ne suffisent pas pour une même séance : il faut, selon l'expression de M. Laroyenne, « pratiquer de véritables chasses dans la cavité utérine ».

C'est en associant ainsi les procédés mécaniques aux moyens antiseptiques que M. Laroyenne a obtenu une guérison rapide et complète dans les cas de rétention placentaire ; le résultat a chaque fois été le même, qu'il y ait eu ou non putréfaction des débris. En effet, le procédé est excellent dans tous les cas : s'il y a eu déjà des accidents de septicémie, il en atténue les effets et les guérit même parfois rapidement ; si cette complication n'a pas encore eu lieu, il la prévient et assure ainsi la guérison complète.

Nous venons d'insister sur les avantages que présentait cette méthode de traitement ; nous ajouterons qu'elle n'expose à aucun danger. D'abord, cette curette mousse n'offre pas les inconvénients de la curette ordinaire de Récamier, dont les bords assez tranchants n'ont pas toujours été exempts d'accidents, même lorsqu'on opérait sur un tissu utérin normal ; à plus forte raison doit-on être prudent pour le râclage de la muqueuse, quand cet organe est mou, friable, congestionné, comme à la suite d'un avortement. Nous ne voulons pourtant pas exagérer l'importance de ce précepte, et sommes loin d'être de l'avis de Stoltz, qui rejette toutes les manœuvres mécaniques d'extraction comme inutiles et dangereuses.

En second lieu, nous ferons remarquer que cette méthode n'expose à aucun danger d'intoxication par l'acide phénique. Il est, en effet, remarquable qu'on puisse impunément, en l'espace de quelques minutes, mettre en contact avec la muqueuse utérine trois ou quatre litres d'une solution fortement

phéniquée (2 gr. 50 et même 4 °/₀), c'est-à-dire une centaine
de grammes d'acide phénique, sans amener aucun symptôme
d'intoxication, alors que, dans la fièvre typhoïde, un lavement de 0 gr. 50 de cette substance suffit parfois pour amener
des sueurs profuses et des symptômes pénibles. Cette immunité heureuse est d'autant plus difficile à comprendre que les
vaisseaux utérins se trouvent à ce moment-là béants, large-
ment ouverts et, par conséquent, beaucoup plus aptes à ab-
sorber le poison. C'est ce qu'avaient parfaitement compris
les Anglais quand ils conseillaient, en pareil cas, d'adminis-
trer préalablement à la malade de l'ergot de seigle ou de
l'ergotine, avant de faire toute espèce d'injection phéniquée
intra-utérine, et cela, disent-ils, pour resserrer les vaisseaux,
en faire cesser la béance et empêcher ainsi l'absorption trop
rapide de la substance médicamenteuse. Nous pouvons affir-
mer que cette précaution est absolument inutile, puisqu'elle
a pour but de prévenir un danger qui n'existe pas. M. Laroyenne, en effet, quoique n'ayant jamais suivi ce précepte,
n'a pas une seule fois constaté de symptôme d'intoxication,
et pourtant il fait passer chaque fois dans l'utérus environ
50 ou 80 grammes d'acide phénique ! Nous devons ajouter,
il est vrai, que cette immunité est probablement due au retour facile du liquide, qu'on obtient avec la sonde spéciale
dont nous parlons.

En résumé, voici ce que M. Laroyenne conseille de faire,
dans les cas d'avortement compliqué de rétention de l'arrière-
faix avec hémorrhagie, que cette rétention ait amené ou non
des symptômes de putréfaction :

Quand on le peut, extraire avec le doigt le placenta ou appliquer le pessaire Gariel pour en faciliter l'expulsion.

Si ce moyen ne suffit pas, ou seulement si l'on *se doute*

qu'il reste quelques débris dans la cavité, il n'y a alors pas à hésiter : il faut faire des lavages phéniqués intra-utérins, avec une solution de 2 à 4 grammes d'acide pour 100 d'eau. Pour cela, on emploie la sonde à double courant que nous avons décrite, et, pendant tout le temps que le liquide y passe, on la promène contre les parois, pour en détacher les membranes et débris.

La quantité de liquide à injecter doit être considérable, et l'on ne doit s'arrêter que quand l'eau ressort absolument pure. Il faut, en outre, que ce liquide soit poussé avec une certaine force; aussi se sert-on pour cela d'un irrigateur Eguisier.

Au début de l'irrigation, on procède avec lenteur pour surveiller la susceptibilité utérine de la malade, et éviter les syncopes.

Une séance faite dans ces conditions suffit le plus souvent pour expulser tous les débris et amener la guérison complète et rapide des accidents; mais parfois on est obligé de recourir à une seconde, troisième et même quatrième injection, chacune à une dizaine d'heures d'intervalle.

Ce traitement doit être continué jusqu'à ce que tous les accidents aient disparu, que la métrorrhagie et les douleurs aient cessé, et que tous les symptômes de septicémie n'existent plus.

L'observation qui suit se rapporte à un cas peu fréquent d'atrésie vaginale, opérée et guérie par le procédé qu'ont préconisé Dupuytren et Amussat :

Obs. IX. — *Cloisonnement presque complet du vagin. —
Opération et guérison.*

Mme Marie G..., 24 ans, née à Angoulême, entre le 30 mai
1881 dans le service de gynécologie. Voici son histoire :

Réglée à 15 ans, elle eut toujours depuis des menstrues
régulières, mais fréquentes et assez abondantes.

Mariée depuis plusieurs années, cette malade n'a jamais
eu d'enfants.

Il y a deux ans et demi, perte considérable provoquée par
un faux pas et chute dans la rue, à une époque où les règles
étaient en retard de deux ou trois jours. On diagnostiqua
alors une métrite aiguë compliquée de pelvi-péritonite (?),
pour laquelle la malade resta au lit pendant deux mois et
demi. A partir de cette époque, les règles ont beaucoup di-
minué de quantité, et à chaque menstruation la malade
souffre beaucoup pendant deux ou trois jours.

Actuellement, elle ressent continuellement des douleurs
vagues dans le ventre et les reins, même en dehors des épo-
ques ; celles-ci, quand elles surviennent, sont très-peu abondantes et s'accompagnent de violentes coliques et maux de
reins.

Cette malade a un tempérament très-nerveux ; à plusieurs
reprises elle a eu des crises d'hystérie, mais sans perte de
connaissance ; elle dort très-peu, et cet état de nervosisme
s'est surtout accentué depuis deux ans, époque de son accident. Hémihyperesthésie gauche très-prononcée : la sensation est normale aux deux membres droits ; mais si l'on ap-
puie, très-légèrement même, la pointe d'une épingle sur un
endroit quelconque du bras ou de la jambe gauches, le mem-

bre éprouve immédiatement une secousse absolument comparable à la secousse électrique. Pour peu qu'on pince la peau, on produit le même phénomène. Le toucher vaginal est assez douloureux et amène des secousses hystériques du bassin, ainsi que des maux de cœur ; le coït, d'ailleurs, est très-douloureux et produit le même effet.

Au toucher, on constate, à quatre ou cinq centimètres de la vulve, un cloisonnement presque complet du vagin ; à droite seulement de ce septum on sent une légère dépression, au fond de laquelle est un orifice très-étroit faisant communiquer la matrice avec l'extérieur ; cet orifice est tellement étroit qu'on ne peut y faire pénétrer qu'un mince stylet. Ce cloisonnement est transversal, plus long latéralement qu'antéro-postérieurement, de telle sorte qu'il accole presqu'entre elles les parois de la vessie et du rectum.

1ᵉʳ juin. Opération. Anesthésie au chloroforme. Après avoir introduit un Fergusson, M. Laroyenne saisit le septum avec une pince de Museux, et y fait au bistouri une incision de deux centimètres dans le sens transversal ; puis, introduisant le doigt dans cette boutonnière, il l'élargit latéralement en déchirant le tissu cellulaire, sans crainte de cette façon de pénétrer ni dans le rectum ni dans la vessie. Il arrive ainsi jusqu'au col qui se trouve distant de la cloison de deux centimètres environ ; l'utérus est alors reconnu en statique normale, et donne sept centimètres au cathétérisme. Quelques fibres de la cloison vont jusqu'au pourtour du col, formant des brides qu'on incise facilement.

Tampon d'éponge phéniquée placé à demeure au fond du vagin, et qu'on renouvelle matin et soir.

2 juin. Va bien. Ne ressent que quelques douleurs abdominales légères qùi ne persistent pas d'une façon continue.

5 juin. Les règles sont revenues ce matin en assez grande abondance ; aucune douleur, ni du ventre ni des reins ; la pression abdominale n'est plus douloureuse comme autrefois.

9 juin. Les règles sont terminées, après avoir coulé pendant trois jours, assez abondamment et sans provoquer aucune douleur.

19 juin. Sort bien portante.

Il nous semblait intéressant de suivre cette malade, et de savoir si non-seulement sa menstruation redeviendrait définitivement normale, mais encore s'il survenait une grossesse. Or, à la date du 16 octobre, c'est-à-dire quatre mois après la sortie de la malade, son mari, consulté, nous écrivait que sa femme n'était pas encore devenue enceinte, mais que ses règles reviennent chaque fois à époque fixe, qu'elles ne sont plus accompagnées d'aucune douleur, durent plus longtemps et sont beaucoup plus abondantes qu'avant l'opération ; il ajoutait en outre que son tempérament nerveux s'était bien modifié, et qu'elle n'était presque plus sujette à ces accidents nerveux qui étaient autrefois si douloureux et revenaient si fréquemment.

Obs. X. — *Métrorrhagies continuelles dues à une saillie spéciale bourgeonnante de la cavité cervicale. — Cautérisation à la pâte de Canquoin. — Guérison.*

Sophie L..., demeurant à Lyon, âgée de 29 ans, ouvrière en parapluies, entre le 10 octobre 1881 dans la salle Sainte-Thérèse, n° 10.

Réglée à 14 ans, toujours normalement, mais en très-petite quantité. Jamais d'enfants, jamais de rapports sexuels au dire de la malade.

Depuis deux ans, et sans cause appréciable, métrorrhagies continuelles qui ont fait disparaître la notion de l'époque menstruelle. Parfois, douleurs légères des reins pendant la nuit.

Jamais de leucorrhée.

État général assez bon. Appétit conservé. Selles et mictions normales.

Orifice vulvaire très-étroit. Col petit, dur, vierge; son orifice externe est arrondi; mais si l'on cherche à y faire pénétrer le doigt, on sent au-dessus et en dedans un petit tubercule très-peu saillant; ce tubercule est impossible à distinguer par la vue, après introduction du spéculum. Le cathétérisme utérin est difficile, et donne 7 centimètres.

12 octobre. Anesthésie au chloroforme. Afin d'explorer la cavité cervicale, M. Laroyenne fait au col deux incisions latérales avec les ciseaux *ad hoc*; on sent alors très-distinctement sur la paroi antérieure de cette cavité une saillie assez dure, allongée dans la direction du col dont elle occupe toute la hauteur, s'arrêtant au-dessus de l'orifice externe. Cette saillie a la même consistance que le reste du tissu utérin.

Introduction d'un petit cône de pâte de Canquoin, laissé à demeure pendant cinq heures. Quand on l'enlève, la malade n'accuse aucune douleur. Lavage phéniqué pour balayer les détritus qui ont pu rester.

20 octobre. La malade sort dans un état très-satisfaisant; les incisions latérales se sont cicatrisées, et les pertes rouges n'ont plus reparu.

Le 25 novembre suivant, cette malade revient à la consultation, allant très-bien, et n'ayant plus eu aucune métrorrhagie. Les règles sont revenues une fois sans amener aucune douleur, et ont duré trois jours, sans grande abondance.

Nous pourrions citer une observation de même genre, recueillie il y a un an dans le même service; celle qui en fait le sujet était âgée de 22 ans, n'avait jamais eu d'enfants, mais se livrait à de nombreux excès de coït. Depuis un an, elle avait des métrorrhagies continuelles, dues à une saillie bourgeonnante qui donnait à l'orifice du museau de tanche une forme semi-lunaire très-nette, à concavité tournée en haut.

Ces deux observations, assez rares dans leur genre, constituent une variété d'hypertrophie qu'a, le premier, signalée Courty à l'attention des gynécologistes, dans une communication qu'il fit, en 1877, à l'Académie de médecine.

Pour le savant professeur de Montpellier, cette hypertrophie partielle, siégeant sur la ligne médiane de la paroi antérieure de la cavité cervicale, est le plus souvent congénitale; elle tient à un arrêt du travail de résorption de la cloison qui sépare primitivement les deux utérus, et dont les pilastres de l'arbre de vie sont les vestiges.

Nous aurions donc affaire ici à une malformation congénitale, que l'irritation des excès de coït aura probablement augmentée dans le second cas.

Quoi qu'il en soit, cette hypertrophie partielle peut siéger, soit au niveau de l'orifice externe auquel elle donnera une forme semi-lunaire caractéristique, à concavité tournée en haut, soit à la partie moyenne de la cavité cervicale; on comprend que dans ce dernier cas, d'ailleurs beaucoup plus rare, le diagnostic sera plus difficile, surtout chez une vierge ou une multipare dont l'orifice externe est fermé et ne permet pas l'introduction du doigt; il faudra alors, pour assurer son diagnostic, pratiquer sur le col deux incisions latérales qui sont inoffensives, se cicatrisent rapidement, et permettent d'opérer avec beaucoup plus de facilité.

Le signe principal de cette affection, et sur lequel Courty n'a pas assez insisté, ce sont les métrorrhagies peu abondantes, mais continuelles, dues à la présence de cette saillie bourgeonnante qui entretient la congestion et le processus irritatif de la muqueuse utérine. Nous avons vu que cet accident a complètement disparu dans les deux cas, aussitôt après l'opération faite par M. Laroyenne.

Une pareille malformation est fréquemment accompagnée d'une antéflexion; elle entraînerait, en outre, constamment la stérilité. Cette stérilité, déjà signalée par Courty, se conçoit parfaitement, et est en rapport avec l'obstacle qu'une telle barrière oppose à l'acheminement des spermatozoïdes. A ce point de vue, il eût été intéressant de suivre la malade opérée il y a un an dans le service, et que malheureusement nous avons perdue de vue; quoi qu'il en soit, on peut dire avec Courty que la guérison de l'hypertrophie partielle du col entraîne la guérison de la stérilité.

En ce qui concerne le traitement, nous voulons insister sur l'importance qu'il y a à employer des moyens énergiques pour enlever radicalement tout le tissu utérin formant saillie. Pour cela, les scarifications ou cautérisations au nitrate d'argent, les moyens généraux, comme les fondants ou l'hydrothérapie, tous moyens préconisés par Courty, ne servent absolument à rien, à cause de leur insuffisance. En outre, le râclage qu'on serait tenté de faire est un mauvais moyen; portant en somme sur le tissu utérin normal, et non sur une végétation ou polype de nature pathologique, il pourrait

présenter quelques dangers qui doivent en faire rejeter l'em-
ploi. Il faut, selon M. Laroyenne, après un débridement bi-
latéral, cautériser la surface avec un petit cône de pâte de
Canquoin laissé dans la cavité cervicale pendant quelques
heures ; ce caustique, tout en étant un moyen radical, présente une innocuité absolue.

Obs. XI. — *Incontinence d'urine due à une anomalie des
organes génito-urinaires : l'uretère droit, ou une bifurcation de celui-ci, vient s'ouvrir isolément à droite et
au-dessous du méat urinaire.*

Élisa P..., couturière, âgée de 18 ans, entre le 2 novembre
1880 dans la salle Sainte-Thérèse, n° 14.

Réglée à 15 ans pour la première fois ; depuis, les menstrues ont toujours été fort douloureuses et durent en moyenne
huit jours. Pas de grossesse antérieure.

La malade entre dans le service pour une incontinence
d'urine continuelle. Au premier abord, on constate chez elle
de l'albuminurie liée à une rétroversion utérine, fait sur
lequel mon ami, le docteur Brizard, a récemment appelé l'attention des gynécologistes. Un examen plus approfondi de
la malade fait ensuite découvrir chez elle la véritable cause
de l'incontinence d'urine : c'est une curieuse anomalie,
consistant dans la présence d'un méat supplémentaire, situé
au-dessous et à droite du principal, et par lequel on peut in-
troduire une fine sonde jusqu'à une profondeur de 10 centimètres. Il s'écoule par la sonde quelques gouttes d'urine normale, tandis qu'au même moment la vessie est pleine d'urine
que la malade peut retenir ; on vide ensuite la vessie en y

introduisant une sonde métallique, et néanmoins l'urine continue toujours à couler goutte à goutte par le méat supplémentaire.

Devant un pareil fait, M. Laroyenne pense qu'il a affaire à une ouverture anormale de l'uretère droit, ou d'une bifurcation de ce canal. Pour confirmer ce diagnostic, il injecte dans la vessie une forte solution de fuchsine dont il ne sort pas une seule goutte par le méat secondaire ; celui-ci continue à laisser écouler goutte par goutte de l'urine non colorée, qui fut analysée et reconnue absolument normale. En outre, on pince ce petit méat avec une pince hémostatique qu'on laisse à demeure jusqu'au lendemain ; au moment où on l'enlève, une assez grande quantité d'urine s'échappe par l'orifice, et est même projetée sous forme d'un jet à plus de 15 centimètres.

Tous ces faits viennent évidemment corroborer le diagnostic porté tout d'abord par M. Laroyenne. Il est certain que nous avons ici une anomalie de l'uretère droit, soit que ce canal s'ouvre tout entier au dehors, soit qu'il se divise avant sa pénétration dans la vessie, et qu'une des branches de bifurcation vienne s'ouvrir à l'extérieur. Cette anomalie est accompagnée d'une incontinence d'urine permanente et partielle, avec persistance de la miction volontaire.

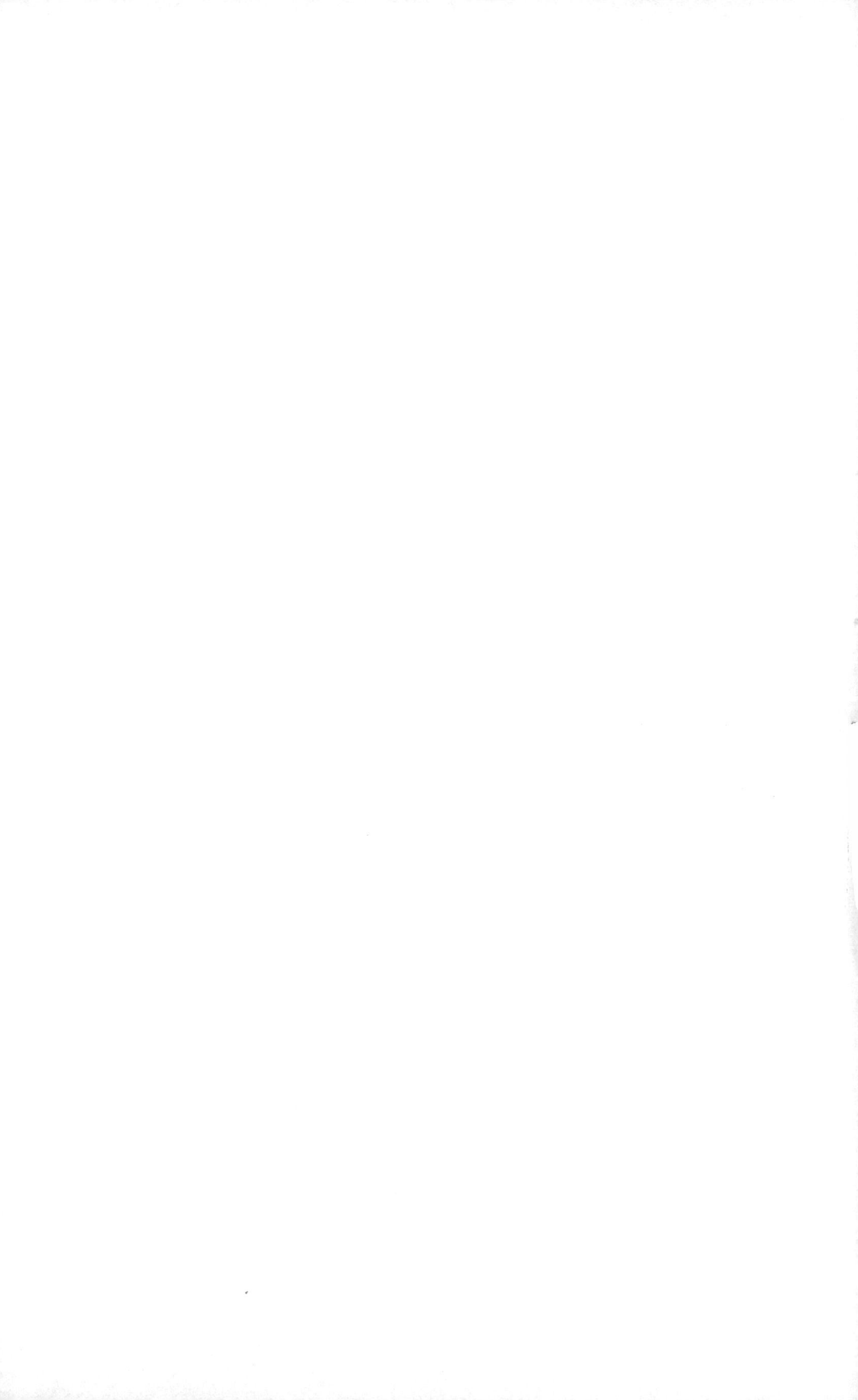

www.ingramcontent.com/pod-product-compliance
Ingram Content Group UK Ltd.
Pitfield, Milton Keynes, MK11 3LW, UK
UKHW021716130726
13696UKWH00004B/1855